BEI GRIN MACHT SICH IHR WISSEN BEZAHLT

- Wir veröffentlichen Ihre Hausarbeit,
  Bachelor- und Masterarbeit

- Ihr eigenes eBook und Buch -
  weltweit in allen wichtigen Shops

- Verdienen Sie an jedem Verkauf

Jetzt bei www.GRIN.com hochladen
und kostenlos publizieren

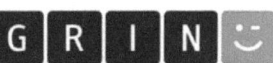

Bibliografische Information der Deutschen Nationalbibliothek:

Die Deutsche Bibliothek verzeichnet diese Publikation in der Deutschen National-
bibliografie; detaillierte bibliografische Daten sind im Internet über http://dnb.d-
nb.de/ abrufbar.

Impressum:

Copyright © 2019 GRIN Verlag
Druck und Bindung: Books on Demand GmbH, Norderstedt Germany
ISBN: 9783668916432

Dieses Buch bei GRIN:

https://www.grin.com/document/461827

Marc Castillon

Das Krankenhaus als Tatort? Eine Reflexion zur Studie von Beine und Turczynski

GRIN Verlag

GRIN - Your knowledge has value

Der GRIN Verlag publiziert seit 1998 wissenschaftliche Arbeiten von Studenten, Hochschullehrern und anderen Akademikern als eBook und gedrucktes Buch. Die Verlagswebsite www.grin.com ist die ideale Plattform zur Veröffentlichung von Hausarbeiten, Abschlussarbeiten, wissenschaftlichen Aufsätzen, Dissertationen und Fachbüchern.

Besuchen Sie uns im Internet:

http://www.grin.com/

http://www.facebook.com/grincom

http://www.twitter.com/grin_com

„Tatort Krankenhaus?"

Eine Reflexion zur Studie von Beine/ Turczynski

1. Einleitung

Prof. Dr. Karl-Heinz Beine, Inhaber des Lehrstuhls für Psychiatrie und Psychotherapie an der Universität Witten/Herdecke, und Jeanne Turczynski, Wissenschaftsredakteurin des Bayrischen Rundfunks, haben im Jahr 2015 eine bisher unveröffentlichte Studie zum Thema „Gewalt in Kliniken und Heimen" erstellt und deren Erkenntnisse 2017 monographisch in dem Buch „Tatort Krankenhaus. Wie ein kaputtes System Misshandlungen und Morde an Kranken fördert" veröffentlicht.[1] In dem Klappentext des Buches heißt es, dass die bisher in Deutschland bekannten Mordserien in Krankenhäusern und Pflegeheimen nur die Spitze eines ganzen Eisberges sind. Ihren Studienergebnissen zu Folge werden Patienten in Kliniken bzw. Heimbewohner in Senioren- und Pflegeheimen durch die Hände von Ärzten oder Pflegekräften viel häufiger zum Opfer als bekannt oder vermutet.[2]

Diese Hausarbeit hat sich zur Aufgabe gemacht, diese zentrale These von Beine und Turczynski kritisch zu reflektieren und zu diskutieren. Dem voran gehend wird der Begriff der Sterbehilfe analysiert, definiert und ethisch sowie rechtlich eingeordnet. In Deutschland wird die Sterbehilfe als gesellschaftspolitisches Thema sehr kontrovers und in weiteren Teilen zugleich emotional debattiert, da der Begriff bei den Menschen ganz unterschiedliche Assoziationen und Einstellungen erweckt und nicht selten in Pro- und Contra-Debatten mündet: Was für den Einen ein menschenwürdiges Sterben eines todkranken Patienten und Vermeidung eines unnötiges Leidens oder auch die Selbstbestimmung zum Sterben bedeutet,[3] lehnen andere vollständig ab und stellen die Sterbehilfe auf die Stufe mit Tatbeständen wie Mord oder Totschlag.[4] Vor diesem Hintergrund ist es notwendig, den Begriff Sterbehilfe exakt zu definieren und seine Bedeutung herauszuarbeiten. Bei der Begriffsdefinition und

---

[1] Beine, Karl H./ Turczynski, Jeanne (2017): Tatort Krankenhaus. Wie ein kaputtes System Misshandlungen und Morde an Kranken fördert, Droemer-Verlag, München.
[2] Vgl. Beine/ Turczynski (2017), Klappentext.
[3] Vgl. Taupitz/ Tolmein (2017), S. 75.

Begriffsabgrenzung sind auch spezielle, gegebenenfalls medizinisch indizierte Vorgänge zu berücksichtigen. Im Kontext der Sterbehilfe sind auch Handlungen und das Unterlassen von Handlungen zu beleuchten. Unterlassen bedeutet, dass nicht eingegriffen wird, selbst wenn die Möglichkeit hierzu bestände – hierunter sind z.B. Fälle zu subsumieren, in denen eine künstliche Ernährung oder die Beatmung eingestellt wird. Die Unterscheidung zwischen dem Tun und dem Unterlassen bei der Sterbehilfe hat gerade aus medizinethischer, aber auch aus rechtlicher Sicht herausgehobene Bedeutung.[5]

---

[4] Vgl. o. V. (2017).
[5] Vgl. FAU Erlangen-Nürnberg (2017), S. 6.

2. Definition und Abgrenzung der Sterbehilfe

Die Sterbehilfe lässt sich sowohl ethisch als auch rechtlich unterschiedlich betrachten. International und auch im deutschen Recht hat sich weitgehend eine Kategorisierung der Sterbehilfe durchgesetzt.[6] Demnach wird zwischen passiver und aktiver Sterbehilfe unterschieden, wobei letztere sich wiederum weiter ausdifferenzieren lässt.

a) Passive Sterbehilfe

Unter der passiven Sterbehilfe wird der Verzicht von lebensverlängernden Maßnahmen verstanden – das heißt die Therapie einer Grunderkrankung wird begrenzt oder abgebrochen oder eine weitere Therapie wird unterlassen. Dies hat zur Folge, dass – bei Beibehaltung der Grundpflege sowie gegebenenfalls einer schmerzlindernden Behandlung – die alters- und/oder krankheitsbedingten Gründe eines Betroffenen zu dessen Tode führen.[7] Der Arzt handelt in diesem Fall aktiv lediglich durch die Beendigung einer zuvor begonnenen Maßnahme – hier ist vom „Handeln" durch „Unterlassen" zu sprechen.[8]

Insbesondere gelten die nachfolgenden Maßnahmen als Formen der passiven Sterbehilfe:

- der Verzicht auf eine künstlichen Beatmung oder deren Abbruch,
- der Verzicht auf eine bestimmte Medikamentengabe oder deren Abbruch,
- der Verzicht auf eine künstliche Ernährung und Flüssigkeitszufuhr oder deren Abbruch,
- der Verzicht auf eine Dialyse oder deren Abbruch,
- der Verzicht auf eine Reanimation oder deren Abbruch.[9]

Sofern der Patient aufgeklärt und einwilligungsfähig ist, den Wunsch auf Therapiebegrenzung bzw. -abbruch äußert und dies sein ausdrücklicher Wille ist, ist es rechtlich zulässig und der Arzt aufgrund des Selbstbestimmungsrechts des Patienten ethisch auch verpflichtet, diesem Unterlassen nachzukommen.[10] Der Arzt hat nicht das Recht, eigenmächtig oder gar gegen den Willen eines

[6] Vgl. o. V. (2017).
[7] Vgl. o. V. (2017).
[8] Vgl. FAU Erlangen-Nürnberg (2017), S. 51.
[9] Vgl. o. V. (2017).

freiverantwortlich handelnden Patienten einzuschreiten.[11] Das Selbstbestimmungsrecht des Patienten ist in Art. 2 Abs. 2 S. 1 Grundgesetz verankert und ist „selbst dann zu respektieren, wenn der Patient eine lebensrettende Operation ablehnt".[12]

Bei fehlender Einwilligungsfähigkeit des Patienten ist dagegen der mutmaßliche Patientenwille zu ermitteln. Dies kann beispielsweise durch Patientenverfügung erfolgen oder wenn der Patientenwille glaubhaft im Gespräch mit den Angehörigen nachgewiesen werden kann.[13] Sofern vorgenannte Maßnahmen jedoch nicht möglich sind, muss der konkrete Fall im Rahmen der Fremdbeurteilung nach allgemeinen Wertvorstellungen vor dem Grundsatz „im Zweifel für das Leben" bewertet werden. Da allgemeine Wertvorstellungen – in Abhängigkeit gesellschaftlicher Prägungen, des geltenden Rechts, des herrschenden Zeitgeistes, aber auch religiösen Einflüssen und Fragen ökonomischer Relevanz – sehr unterschiedlich sein können, ist diese Beurteilung ethisch ausgesprochen schwierig.[14]

b) Aktive Sterbehilfe

Unter aktiver Sterbehilfe lässt sich die Abkürzung eines Krankheitsverlaufes verstehen, der den Tod des Patienten herbeiführt oder diesen beschleunigt, um so dem Patienten weitere Leiden zu ersparen. Die aktive Sterbehilfe beendet das Leben bzw. beschleunigt das Ableben eines Patienten direkt durch ein Tun des Arztes oder einer dritten Person.[15] Im Rahmen der aktiven Sterbehilfe lässt sich hierbei zwischen der direkten aktiven und der indirekten aktiven Sterbehilfe unterscheiden.

Mit der **indirekten aktiven Sterbehilfe** wird eine schmerzmildernde Behandlung eines Patienten, zumeist im Behandlungsendstadium, bezeichnet, bei der ein Lebensverkürzungsrisiko in Kauf genommen wird. In der finalen Phase einer schweren Erkrankung eines Patienten, der unter großen Schmerzen oder

---

[10]   Vgl. Gavela (2013), S. 53.
[11]   Vgl. BVerfGE 52, 131 (170).
[12]   BGHSt 11, 110 (113 f.).
[13]   Vgl. FAU Erlangen-Nürnberg (2017), S. 51.
[14]   Vgl. FAU Erlangen-Nürnberg (2017), S. 51.
[15]   Vgl. Hübner/ Frewer (2017), S. 124.

Ängsten leidet, kann durch diese sogenannte palliative bzw. terminale Sedierung eine Beruhigung des Patienten bis hin zur Ausschaltung dessen Bewusstseins erfolgen. Die Beruhigungs- oder Betäubungsmittel sorgen für eine Erträglichkeit der Schmerzsymptome einerseits und andererseits wird das Risiko, dass mit der Medikamentenabgabe das Patientenleben verkürzt wird, bewusst diesem Therapieziel untergeordnet.[16] Ostergathe schlägt vor, die Terminologie der indirekten aktiven Sterbehilfe „besser als Therapie [...] am Lebensende [zu] bezeichnen", da die Intention vielmehr auf die bestmögliche Symptomlinderung abzielt, aber die potenzielle Lebensverkürzung nicht gezielt angestrebt, lediglich „als unbeabsichtigte Nebenwirkung in Kauf genommen" wird.[17] Bei der indirekten aktiven Sterbehilfe handelt es sich nach deutschem Recht grundsätzlich um keinen Straftatbestand.[18]

Die **direkte aktive Sterbehilfe** stellt dagegen auf die beabsichtigte und aktive Beschleunigung bzw. die Herbeiführung des Patiententodes ab. Der Tod wird vorsätzlich herbeigeführt und geht damit über die Inkaufnahme eines Lebensverkürzungsrisikos zugunsten des Therapieziels, wie es bei der indirekten aktiven Sterbehilfe besteht, weit hinaus.[19] Die direkte aktive Sterbehilfe ist in Deutschland strafbar. Wird die Tötung, z.B. auf der Grundlage einer Patientenverfügung oder einer anderen ausdrücklichen und ernsthaften Willensäußerung des Patienten, auf dessen Wunsch hin durchgeführt, so erfüllt dies den Tatbestand nach § 216 StGB „Tötung auf Verlangen" und kann mit bis zu fünf Jahren Haft bestraft werden.[20] Liegt eine entsprechende Willensäußerung des Patienten („Tötung auf Verlangen") nicht vor, so greift der Straftatbestand des Mordes nach § 211 StGB oder des Totschlags nach § 212 StGB und wird mit lebenslanger Freiheitsstrafe (Mord) bzw. einer Freiheitsstrafe größer 5 Jahren (Totschlag) bestraft.[21]

Eine Sonderform der direkten aktiven Sterbehilfe ist der assistierte Suizid, die sich auch als **Beihilfe zur Selbsttötung** beschreiben lässt. Hierunter fallen Hil-

---

[16] Vgl. o. V. (2017).
[17] Ostergarth (2017), S. 186.
[18] Vgl. o. V. (2017).
[19] Vgl. Ostergarth (2017), S. 187.
[20] Vgl. § 216 StGB.
[21] Vgl. §§ 211 u. 212 StGB.

feleistungen für die Durchführung der Selbsttötung, z.B. indem ein tödliches Medikament bereitgestellt wird.[22] Eine Querschnittsumfrage des Medizinethikers Schildmann unter den ärztlichen Mitgliedern von 5 Landesärztekammern in Deutschland (Stichprobe: 1.989 Ärzte; Rücklaufquote 36,9%) deutet die Relevanz dieses Themas an: 20,7% der befragten Ärzte gaben an, von Patienten im Berufsleben bereits um Beihilfe bei der Selbsttötung gebeten worden zu sein; generell konnten sich 40,2% der befragten Ärzte grundsätzlich eine Bereitschaft hierzu vorstellen.[23]

Entscheidendes Kriterium einer „Selbsttötung" ist, ob der Suizident den letzten Schritt noch selbst ausübt und somit die tatsächliche Herrschaft über das Geschehen hat. Nimmt er die letzte todbringende Handlung selbst vor, handelt es sich um Suizid. Dies ist beispielsweise der Fall, wenn der Suizident die von einem Dritten bereitgestellten Medikamente selbst einnimmt. Flößt jedoch eine andere Person dem Patienten die Medikamente ein oder setzt diesem eine todbringende Spritze, hat der Dritte die tatsächliche Herrschaft inne und es liegt kein Suizid sondern eine Tötung vor.[24] Die Abgrenzung zwischen Beihilfe zum Selbstmord und Tötung auf Verlangen richtet sich somit nach der Tatherrschaft.

Strafbar ist in Deutschland in jedem Fall die geschäftsmäßige Förderung der Suizidhilfe. Nach § 217 StGB kann derjenige, der „in der Absicht, die Selbsttötung eines anderen zu fördern, diesem hierzu geschäftsmäßig die Gelegenheit gewährt, verschafft oder vermittelt"[25] mit Freiheitsstrafe bis zu drei Jahren bestraft werden. Sofern die Beihilfe zur Selbsttötung nicht geschäftsmäßig erfolgt, ist dies – wie oben ausgeführt – in Ermangelung einer vorliegenden fremden, rechtswidrigen Haupttat nicht strafbar. Allerdings handelt es sich – ähnlich wie bei der passiven Sterbehilfe ohne Willensäußerung des Patienten – auch hier um einen schwierigen juristischen Graubereich, denn die deutsche

---

[22] Vgl. o. V. (2017).
[23] Schildmann/ Dahmen/ Vollmann (2015), S. e1.
[24] Vgl. Gavela (2013), S. 25.
[25] § 217 StGB.

Rechtsprechung sieht bei der nicht-geschäftsmäßigen Beihilfe zur Selbsttötung durchaus auch Ausnahmefälle von der grundsätzlichen Straflosigkeit vor.[26]

---

[26] Vgl. o. V. (2017).

3. Zusammenfassung der Ergebnisse der Studie „Tatort Krankenhaus" von Beine/ Turczynski

Mit Ihrer Monographie „Tatort Krankenhaus. Wie ein kaputtes System Misshandlungen und Morde an Kranken fördert" verfolgen Beine und Turczynski das Ziel, „[zu] sensibilisier[en] [...] für den Zusammenhang zwischen Arbeitsbedingungen, ökonomisch bedingtem Zeitdruck und einer damit erzwungenen Unachtsamkeit", da die genannten Faktoren dazu führen, dass Täter „suspektes Verhalten bis hin zu Tötungen" über längere Zeit praktizieren könnten.[27]

Ausgangspunkt der Recherchen der Autoren sind einige bekannt gewordene Tötungsfälle und -serien in Krankenhäusern und Heimen, die durch das pflegerische oder ärztliche Personal begangen wurden – wie beispielsweise der Fall des Pflegers Niels H. im Klinikum Delmenhorst, der nach eigener Aussage mindestens 60 Patienten vorsätzlich in lebensgefährliche Situationen gebracht hat und von denen 25 Patienten verstorben seien[28] Dabei rekonstruieren Beine und Turczynski wie die Taten des Pflegers, der als psychisch auffällig beschrieben wird, lange Zeit unentdeckt bleiben konnten – begünstigt durch Defizite in der Organisation, im Team und in der Kommunikation in und zwischen den klinischen Abteilungen.[29]

Die zentrale These der beiden Autoren ist, dass das deutsche Gesundheitssystem Patiententötungen in deutschen Kliniken und Altenheimen fördert. Diese aufgestellte Behauptung leiten beiden Autoren aus den Erkenntnissen einer durchgeführten Befragung ab. So wurden 5.055 Personen – sowohl Ärzte als auch Gesundheits- und Krankenpfleger sowie Altenpfleger – zum Thema Gewalt in Kliniken und Heimen mittels eines Fragenkatalogs befragt.[30]

Eine der gestellten Fragen lautete, ob die befragte Person selbst schon einmal aktiv das Leiden von Patienten beendet habe. Diese Frage haben im Krankenhaus 1,5% der befragten Pfleger und 3,4% der befragten Ärzte und im Pflegeheim 1,01% der Krankenpfleger und 1,83% der Altenpfleger bejaht und dahingehend beantwortet, dass sie innerhalb einer Jahresfrist schon einmal das Leben

---

[27] Beine am 30.03.2017, zit. n. Barth/ Kreutzer (2017).
[28] Vgl. Neuhaus (2017). Beobachter des Prozesses gegen Niels H. gehen gar von bis zu 200 Tötungen aus.
[29] Vgl. Sahm (2017).

von einem Patienten aktiv beendet haben. Hochgerechnet auf die in Deutschland tätigen Ärzte und Pfleger, so rechnen die Autoren vor, bedeutet dies im Zeitraum vom 10/2014 bis 10/2015 eine Zahl von 14.461 Tötungsfällen in deutschen Krankenhäusern und 6.857 Tötungsfällen in Heimen – in Summe 21.318 Tötungen innerhalb eines Jahres.[31]

Eine zweite Frage, die die Autoren stellten, lautete: „Haben Sie in den vergangenen zwölf Monaten schon einmal von einem oder mehreren Fällen gehört, dass jemand das Leiden von Patienten aktiv beendet hat?". Da diese Frage von noch mehr Befragten bejaht wurde als die vorhergehende – ohne dass die Autoren diesbezüglich jedoch ausdrücklich eine absolute oder zumindest relative Zahl nennen –, sehen die Autoren darin ein „gewichtiges Indiz dafür, dass in Kliniken und Heimen Tötungshandlungen und auch Tötungsserien häufiger als bisher angenommen"[32] vorkommen. Die Autoren gehen somit von mutmaßlich 40.000 Tötungsfällen pro Jahr aus.[33]

Des Weiteren kritisieren die Autoren Systemfehler, insbesondere dass „Entscheidungen [...] nicht mehr aus medizinischen Gründen getroffen [werden], sondern weil sie Geld bringen".[34] Werden medizinische Fehlers begangen, haben diese grundsätzlich nur kaum bis eingeschränkt Konsequenten – ganz im Gegensatz zu den Entscheidungen, die zu ökonomischem Misserfolg führen.[35] Auch prangern die Autoren vor dem Hintergrund des 2003 eingeführten DRG-Systems an, dass an falscher Stelle gekürzt werde. Das normierte Fallpauschalen-System ist ein System, das „nur Diagnosen, Prozeduren und Merkmale ab[bildet], nicht aber den zur Genesung benötigten Pflegeaufwand. Dieses Manko hat Folgen – für Patienten wie auch für die Mitarbeiter eines Klinikums. Durch das neue System gerieten Krankenhäuser unter steigenden Kostendruck und da der Bereich Pflege ein großer Kostenfaktor ist, wurden hier die meisten Einsparungen vorgenommen."[36] Hinzu kommen ein massiver Nach-

---

[30] Vgl. Beine/ Turczynski (2017), S. 10.
[31] Vgl. Neuhaus (2017).
[32] Beine/ Turczynski (2017), S. 13.
[33] Vgl. Beine/ Turczynski (2017), S. 13.
[34] Beine/ Turczynski (2017), S. 57.
[35] Vgl. Beine/ Turczynski (2017), S. 62.
[36] Beine/ Turczynski (2017), S. 63.

wuchsmangel[37], die zunehmende Leistungsverdichtung im Arbeitsalltag[38] und ein praktizierter Abrechnungswahn[39], bei dem medizinisch nicht indizierte, aber durch das System gut finanzierte Operationen oder Eingriffe – wie Amputationen von Füßen[40] oder der Geburt per Kaiserschnitt[41] – durchgeführt werden, um zulasten der Gesundheitsfürsorge entsprechende Erlöse zu erzielen. „Die meisten Ärzte bestätigen tatsächlich, dass ihre Indikationsstellungen durch wirtschaftliche Aspekte beeinflusst würden – [obwohl] die meisten [...] das gefährlich und ethisch inakzeptabel [finden]."[42]

Neben der Kritik an dem installierten Fallpauschalen-System identifizieren Beine und Turczynski auch eine ganze Reihe konkreter Risikofaktoren, die medizinische Fehler bedingen und im konkreten Fall die Nicht-Entdeckung von vorgenommenen Gewalt- und Tötungshandlungen, u.a.:

- das Risiko auf hochkomplexen (insbesondere chirurgischen) Intensivstationen,[43]

- das Risiko durch Zeitdruck, Stress und Überlastung von Ärzten und Pflegern (mit der Folge von nicht optimalen Behandlungen und zu frühen Patientenentlassungen),[44]

- das mit Schichtübergaben verbundene Risiko (verwechselte Medikamente, vertauschte Medikamentendispenser, falsche Medikamentenkombinationen, falsche Frequenz der Medikamentengabe),[45]

- das Risiko durch die Verwechslung von Kürzeln und dadurch bedingten falsch durchgeführten Therapien (z.B. HWI: Harnwegsinfekt vs. Hinterwandinfarkt),[46]

- das Risiko durch neue medizinische Produkte (mangelhafte Einführung der Produkte und/oder Erklärung von Wirkungen und Nebenwirkungen),[47]

---

[37] Vgl. Beine/ Turczynski (2017), S. 66-67.
[38] Vgl. Beine/ Turczynski (2017), S. 68-71.
[39] Vgl. Beine/ Turczynski (2017), S. 71-86.
[40] Vgl. Beine/ Turczynski (2017), S. 74.
[41] Vgl. Beine/ Turczynski (2017), S. 75.
[42] Beine/ Turczynski (2017), S. 81.
[43] Vgl. Beine/ Turczynski (2017), S. 88-90.
[44] Vgl. Beine/ Turczynski (2017), S. 88-90.
[45] Vgl. Beine/ Turczynski (2017), S. 90-94.
[46] Vgl. Beine/ Turczynski (2017), S. 95.
[47] Vgl. Beine/ Turczynski (2017), S. 95.

- das Risiko durch fehlende Einweisung der Ärzte und Pfleger in neue medizintechnische Behandlungsverfahren,[48] sowie

- eine mangelnde oder gar fehlende Kritik- und Kommunikationskultur zwischen Ärzten und Pflegern (strikte Trennung der Bereiche Medizin und Pflege, fehlende Zeit und Raum, fehlende Wertschätzung und Kommunikation auf Augenhöhe).[49]

---

[48] Vgl. Beine/ Turczynski (2017), S. 96.
[49] Vgl. Beine/ Turczynski (2017), S. 104-107.

4. Diskussion und Reflexion

Beine und Turczynski, habe ihre Studie aus dem Jahr 2015 selbst nicht veröffentlicht. Eine Anfrage bei den Autoren, ob die unveröffentlichte Studie denn zum Zwecke der Auseinandersetzung im Rahmen der Hausarbeit zur Verfügung gestellt werden könnte, wurde negativ beschieden. So muss in diesem Zusammenhang ausschließlich auf die Erkenntnisse der in 2017 veröffentlichen Monographie „Tatort Krankenhaus. Wie ein kaputtes System Misshandlungen und Morde an Kranken fördert" zurückgegriffen werden.

Hierbei ist aus hiesiger Sicht problematisch, dass die Darstellung der Studie in der genannten Monographie selbst lediglich zweieinhalb Seiten einnimmt, ohne dass tatsächlich in ausreichendem Maße Angaben gemacht, die es dem Leser erlauben könnten, die Schlussfolgerungen der Autoren eigenständig nachzuvollziehen und gegebenenfalls zu evaluieren.

Weiterhin ist auszuführen, dass – setzte man die Anzahl der befragten Personen (5.055 Personen)[50] ins Verhältnis zu der Gesamtzahl aller im Gesundheitsbereich tätigen Ärzte, Alten-, Kranken- und Gesundheitspfleger (2015: 1.981.300 Personen)[51] – die befragte Gruppe mit 0,26% sehr gering ausfällt. Es handelt sich somit bei der 2015 von Beine und Turczynski durchgeführten Umfrage um eine nicht repräsentative Studie. Die Aussage der Autoren, dass die genannte Größenordnung „ausreichend Einblicke für eine qualifizierte Kalkulation biete"[52], muss – auch in Ermangelung der Möglichkeit einer kritischen Evaluation der Studie aufgrund deren Nicht-Veröffentlichung – doch als mehr als fraglich bezeichnet werden. Die Hochrechnung einer nicht repräsentativen Befragung auf ganz Deutschland ist wissenschaftlich problematisch.[53]

Des Weiteren muss kritisch auf den möglichen Umstand hingewiesen werden, dass die durch die Autoren gestellten Fragen den befragten Ärzten und Pflegern nicht eindeutig genug dargestellt wurden und damit bereits die nichtrepräsentative Umfragestichprobe inhaltlich verfälscht wurde und diese Stich-

---

[50] Vgl. Beine/ Turczynski (2017), S. 10.
[51] Vgl. Statistisches Bundesamt (2016) und Statista (2017); Im Jahr 2015 waren in Deutschland 568.000 Altenpfleger, 1.042.00 Kranken- und Gesundheitspfleger und 371.300 Ärzte berufstätige Ärzte tätig.
[52] Beine/ Turczynski (2017), S. 11.
[53] Vgl. hierzu auch Hartmann (2017).

probe – wie dargestellt aus wissenschaftlicher Sicht ohnehin problematisch – später hochgerechnet wurde und somit ein verzerrtes Bild darstellt. So könnten die befragten Ärzte und Pfleger die gestellten Fragen missverstanden und sich bei der Beantwortung z.B. auf das Abstellen von medizintechnischen Anlagen und Geräten aufgrund einer vorliegenden Patientenverfügung – sprich auch auf die zulässige Form der passiven Sterbehilfe – bezogen haben.

Ärzte und Pfleger stehen nicht selten vor dem Umstand, eine vom Patienten abgelehnte Behandlung begrenzen zu müssen. Das Betätigen des Schalters – z.B. zur Beendigung einer Atemtherapie – kann und wird dabei durch die ausübende Person selbst als aktives Tun erlebt, obwohl es sich hierbei, wie dargestellt, lediglich um ein „Handeln durch Unterlassen" handelt. Gleiches Phänomen ist zu beobachten, wenn eine nicht mehr indizierte Behandlung von Seiten der Ärzte oder Pfleger beendet wird. Auch dieser Umstand wird emotional nicht selten als belastend erlebt, gerade wenn in Folge dessen ein Ableben des Patienten innerhalb kurzer Zeit eintritt. Dennoch dürfen diese Fälle nicht mit Tötungen verwechselt werden.[54] Eine entsprechende Darstellung, Diskussion und daraus resultierende Differenzierung nehmen die Autoren in der vorliegenden Untersuchung jedoch nicht vor.

Es bleibt somit sehr zweifelhaft, ob tatsächlich innerhalb eines Jahres Ärzte und Pfleger in den hochgerechneten 21.318 bzw. 40.000 Tötungsfällen Patientenleben im Rahmen von kriminellen und strafrechtlich relevanten Handlungen „aktiv beendet haben" – im Sinne der (direkten) aktiven Sterbehilfe („Tötung auf Verlangen") oder Mord bzw. Totschlag – so wie es die Ausführungen von Beine und Turczynski suggerieren.[55] Beine selbst hat in einem Interview bereits eingeräumt, dass die durchgeführte Umfrage nach wissenschaftlichen Maßstäben unzureichend ist und die befragten Umfrageteilnehmer die Frage „Haben Sie selbst schon einmal aktiv das Leiden von Patienten beendet?" falsch verstanden haben könnten.[56] Aus den präsentierten Studienergebnissen lassen sich somit keine begründeten Schlussfolgerungen in Bezug auf Gewalt und Tötungen in Kliniken und Heimen ziehen.

---

[54] Sahm (2017).
[55] Vgl. Neuhaus (2017).
[56] Vgl. Barth/ Kreutzer (2017).

Auch wenn die Autoren keine ausreichend belastbaren Belege dafür liefern, dass Ärzte und Pfleger durch die systembedingten Umstände tatsächlich in derart großer Anzahl aktiv zu strafbaren Handlungen (Tötungen) begünstigt und gefördert werden, verweisen Beine und Turczynski jedoch richtiger Weise darauf, dass die Bedingungen für Ärzte und dringend und stark verbesserungsbedürftig sind.

5. Fazit

Die Monografie von Beine und Turczynski ist kein wissenschaftliches Buch. Es provoziert und sensibilisiert jedoch zu einem wichtigen gesellschaftsrelevanten Thema. Es wirft Fragen auf, die zeigen wie wichtig eine Debatte über strukturelle Probleme des Gesundheitssystems und den Arbeitsbedingungen für Ärzte und Pfleger in den Krankenhäusern und Pflegeheimen ist. Allerdings erscheint nach hiesiger Auffassung die durch die Autoren vorgelegten Indizien und dargelegte Beweislage unzureichend, um die in den Raum gestellte These zu beweisen, so dass der in der Ausgangsthese hergestellte Kausalzusammenhang mit einer Vielzahl an Tötungsserien weiter als spekulativ bezeichnet werden muss.

Dennoch hat das Phänomen „Gewalt gegen Patienten" – im Übrigen sicherlich ebenso wie die Gewalt gegen Pflegende und Ärzte – bisher zu wenige, auch öffentliche Beachtung erfahren. Die Autoren weisen darauf hin, dass persönliche Krisen bei Mitarbeitern in der Medizin oft mit einer Verrohung der Sprache beginnen, etwa beim Umgang mit dem Sterben und dem Leichnam.[57] Richtig ist, dass sich im heutigen System nicht genügend Zeit genommen wird, um Missstände und Defizite auf Stationen oder auch Probleme einzelner Mitarbeiter zu erkennen und zu thematisieren. Der hohe Druck im Gesundheitssystem, der auf Pfleger wie Ärzte lastet, sorgt dafür, dass Missstände eher unbemerkt bleiben könnten. Denn unzufriedenes oder hohen Stress ausgesetztes Personal übersehen eher Alarmsignale bei den Kollegen. Eine z.B. videoüberwachte Klinik in einem System, das auf Vertrauen basiert, kann jedoch nicht die Antwort auf das Problem darstellen und dient damit schwerlich als Präventionsmaßnahme zur Vermeidung strafrechtsrelevanter Handlungen (bis hin zu Tötungen) in Kliniken und Heimen. Vielmehr ist an den konkreten Bedingungen des Systems anzusetzen. Ein erster wichtiger Schritt muss aus hiesiger Sicht – so wie es auch nach den Sondierungen einer abzusehenden zukünftigen Bundesregierung vorgesehen ist – darin liegen, dem massiven Pflegekräftemangel in Deutschland (mehr als 162.000 fehlende Pflegekräfte) abzuhelfen und damit

---

[57] Vgl. Beine/ Turczynski (2017), S. 120-125.

einen Beitrag wieder zu mehr Fürsorge untereinander (für Patienten und Kollegen) zu leisten.

Literatur

Bauer, Axel W. (2017): Normative Entgrenzung. Themen und Dilemmata der Medizin- und Bioethik in Deutschland, Springer-Verlag, Wiesbaden.

Beine, Karl H./ **Turczynski**, Jeanne (2017): Tatort Krankenhaus. Wie ein kaputtes System Misshandlungen und Morde an Kranken fördert, Droemer-Verlag, München.

Borasio, Gian Domencio/ **Jox**, Ralf J./ **Taupitz**, Jochen/ **Wiesing**, Urban: Einleitung, in: Borasio, Gian Domencio/ Jox, Ralf J./ Taupitz, Jochen/ Wiesing, Urban [Hg.] (2017): Assistierter Suizid. Der Stand der Wissenschaft. Mit einem Kommentar zum neuen Sterbehilfe-Gesetz, Springer-Verlag, Berlin Heidelberg, S. 1-6.

FAU Erlangen-Nürnberg, Medizinische Fakultät und Lehrstuhl Gesundheitsmanagement (2017): Medizinethik (MHMM), Erlangen Nürnberg.

Gavela, Kallia (2013): Ärztlich assistierter Suizid und organisierte Sterbehilfe, Springer-Verlag, Berlin Heidelberg.

Hübner, Constanze/ **Frewer**, Andreas (2017): Lebensende und Sterben – ein zu wenig bekanntes Feld. Empirische Studien zum Meinungsbild in der deutschen Bevölkerung, in: Welsh, Caroline/ Ostgathe, Christoph/ Frewer, Andreas/ Bielefeldt, Heiner [Hg.]: Autonomie und Menschenrechte am Lebensende. Grundlagen, Erfahrungen, Reflexionen aus der Praxis, transcript Verlag, Bielefeld, S. 119-137.

Joerden, Jan. C./ **Hilgendorf**, Eric/ **Thiele**, Felix [Hg.] (2013): Menschenwürde und Medizin. Ein interdisziplinäres Handbuch, Duncker & Humblot, Berlin.

Odunco, Fuat (2007): In Würde sterben. Medizinische, ethische und rechtliche Aspekte der Sterbehilfe, Sterbebegleitung und Patientenverfügung, Vandenhoeck & Ruprecht, Göttingen.

Ostergarth, Christoph: Ärztlich assistierter Suizid – Reflexionen eines Palliativmediziners, in: Welsh, Caroline/ Ostgathe, Christoph/ Frewer, Andreas/ Bielefeldt, Heiner [Hg.]: Autonomie und Menschenrechte am Lebensende. Grundlagen, Erfahrungen, Reflexionen aus der Praxis, transcript Verlag, Bielefeld, S. 187-202.

Schildmann, Jan/ **Dahmen**, Birte Malena/ **Vollmann**, Jochen (2015): Ärztliche Handlungspraxis am Lebensende. Ergebnisse einer Querschnittsumfrage unter Ärzten in Deutschland, in: Deutsche Medizinische Wochenschrift 140(1), S. e1–e6.

Taupitz, Jochen/ **Tolmein**, Oliver: Selbstbestimmung zum Sterben Fürsorge zum Leben: Wiederspruch für die Rechtsordnung?, in: Borasio, Gian Domencio/ Jox, Ralf J./ Taupitz, Jochen/ Wiesing, Urban [Hg.] (2017): Assistierter Suizid. Der Stand der Wissenschaft. Mit einem Kommentar zum neuen Sterbehilfe-Gesetz, Springer-Verlag, Berlin Heidelberg, S. 75-84.

Internetlinks

Barth, Nina/ **Kreutzer**, Christian (2017): Experte Lauterbach bezweifelt hohe Opferzahl, vom 30.03.2017, in: www.swr.de/swraktuell/studie-tatort-krankenhaus-experte-lauterbach-bezweifelt-hohe-opferzahl/-/id=396/did=19280786/nid=396/61i19v/index.html; letzter Zugriff: 10.01.2018.

Hartmann, Corinna (2017): "Todesengel" im Gesundheitswesen, vom 02.08.2017, in: www.spektrum.de/rezension/buchkritik-zu-tatort-krankenhaus/1487107; letzter Zugriff: 10.01.2018.

Klinkhammer, Gisela (2017): Tatort Krankenhaus – Tötungen durch Pfleger und Ärzte, vom 01.07.2017, in: www.mta-dialog.de/artikel/tatort-krankenhaus-toetungen-durch-pfleger-und-aerzte.html; letzter Zugriff: 10.01.2018.

Neuhaus, Andreas (2017): Streit um angebliche tausendfache Tötung von Patienten, vom 29.03.2017, in: www.handelsblatt.com/politik/deutschland/tatort-krankenhaus-streit-um-angebliche-tausendfache-toetung-von-patienten/19588932.html; letzter Zugriff: 10.01.2018.

o. V. (2017): Sterbehilfe in Deutschland im Überblick: Definition & Pro + Contra, in: www.patientenverfuegungplus.de/sterbehilfe; letzter Zugriff: 10.01.2018.

Remus, Daniela (2017): Ist unser Gesundheitssystem lebensgefährlich?, vom 04.04.2017, in: www.ndr.de/kultur/buch/sachbuecher/Politisches-Buch-Tatort-Krankenhaus,tatortkrankenhaus100.html; letzter Zugriff: 10.01.2018.

Sahm, Stephan (2017): Mit Gewalt gegen Patienten, vom 11.09.2017, in: www.faz.net/aktuell/feuilleton/buecher/rezensionen/sachbuch/mord-soll-indeutschen-krankenhaeusern-alltag-sein-15184823.html; letzter Zugriff: 10.01.2018.

Schafflick, Verena (2017): Tötungen in Krankenhäusern, vom 05.04.2017, in: www.hpd.de/artikel/toetungen-krankenhaeusern-14276; letzter Zugriff: 10.01.2018.

Statista (2017): Gesamtzahl der Ärzte in Deutschland im Zeitraum von 1990 bis 2016 (in 1.000), in: https://de.statista.com/statistik/daten/studie/158869/umfrage/anzahl-der-aerzte-in-deutschland-seit-1990; letzter Zugriff: 10.01.2018.

Statistisches Bundesamt (2016): Gesundheitspersonal nach Berufen und Geschlecht in 1.000, in: https://www.destatis.de/DE/ZahlenFakten/GesellschaftStaat/Gesundheit/Gesundheitsperso-nal/Tabellen/Berufe.html;jsessionid=29ECBB2390E350F0E4D27980C79190AB.InternetLive1; letzter Zugriff: 10.01.2018.

Gesetze

§ 211 StGB (Mord), in: www.gesetze-im-internet.de/stgb/__211.html; letzter Zugriff: 10.01.2018.

§ 212 StGB (Totschlag), in: www.gesetze-im-internet.de/stgb/__212.html; letzter Zugriff: 10.01.2018

§ 216 StGB (Tötung auf Verlangen), in: www.gesetze-im-internet.de/stgb/__216.html; letzter Zugriff: 10.01.2018.

§ 217 StGB (Geschäftsmäßige Förderung der Selbsttötung), in: www.gesetze-im-internet.de/stgb/__217.html; letzter Zugriff: 10.01.2018.

Rechtsprechung

Bundesverfassungsgericht, in: BVerfGE 52, 131 (170).

Bundesgerichtshof in Strafsachen, in: BGHSt 11, 110 (113 f.).

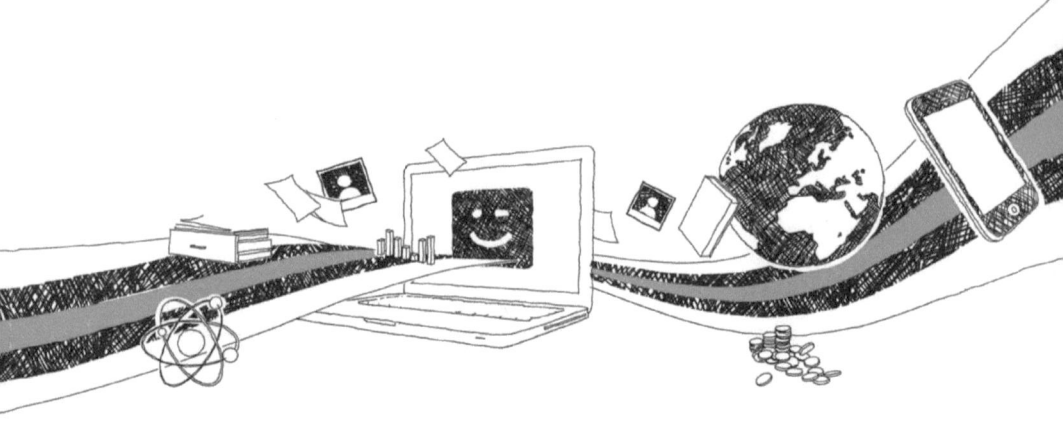